AF596888

MÉMOIRE ANALYTIQUE SUR LES EAUX MINÉRALES ET MÉDICINALES DE VALS.

Par Mr. MADIER, *Docteur en Médecine de l'Université de Montpellier, Conseiller-Médecin ordinaire du Roi, & de l'Hôpital de Charité de la Ville de Bourg St. Andeol, Intendant des dites Eaux.*

A BOURG St. ANDÉOL,

Chez P. GUILLET, Imprimeur du Roi, des États du Vivarais, de Mgr. l'Evêque de Viviers & du Clergé.

M. D. CC LXXXI.

Chemia principia habet non logiſmis parta, ſed quæ per naturam ſunt cognita, & per ignem conſpicua, præparatque intellectum ad penetrandum occulta naturæ, ponitque inveſtigationem in naturâ ulteriorem quam omnes aliæ ſcientiæ, & penetrat uſque ad ultimas profunditates veritatis realis.

Helmontius p. 286. De Pharmacopolio, ac diſpenſatorio moderno.

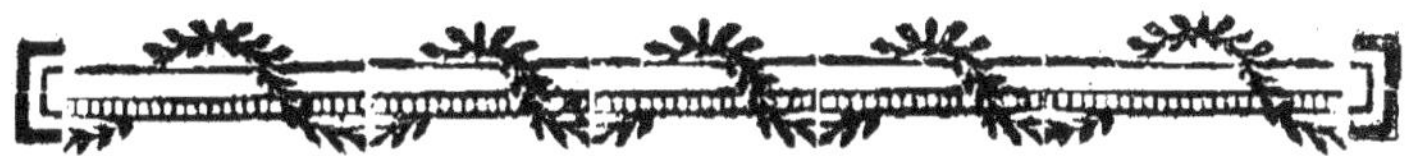

A MONSEIGNEUR

LE MARQUIS

DE VOGUÉ,

Lieutenant-Général des Armées du Roi, Chevalier de ſes Ordres, Gouverneur de Mont-Medy, & Commandant en Chef pour Sa Majeſté de la Provence.

MONSEIGNEUR,

Les vertus des Eaux minérales de Vals, & les effets merveilleux qu'elles opérent journellement dans les Maladies les plus déſeſpérées, & les plus rebelles aux autres eſpèces de Remédes, qui leur ont mérité, à juſte titre, la qualité de premiéres Eaux minérales de l'Univers, ſont trop connus pour s'arrêter à en faire l'Éloge. Seigneur de ce Bourg, & en cette qualité Propriétaire de ces Eaux, ami & protecteur de l'Humanité, satisfait d'avoir en votre pouvoir des secours aussi efficaces pour la soulager dans ses infirmités, vous avez désiré que je rendisse publiques l'Analise & les Observations que j'ai été en même de faire pendant le séjour que le devoir de ma Charge d'Intendant des dites Eaux m'impose d'y faire chaque année, lors de la belle Saison. Je m'estimerois trop heureux, si je puis, par ce moyen, contribuer en quelque chose au bien Public, sur lequel vous avez voulu faire rejaillir une portion des effets de cette bonté & de cette bienfaisance qui vous caractérisent, & qui sont héréditaires dans votre Famille; qualités, qui jointes à vos Vertus & Connoissances militaires, vous ont fait distinguer par un Roi, qui plus Pere que Souverain de ses Sujets, ne se repose des soins qu'exige leur direction, que sur des hommes qui, comme lui, n'ont d'autre ambition, & ne connoissent le bonheur, qu'en faisant celui des

Provinces qui leur ſont confiées. Puiſſe mon zéle à remplir vos vues, vous être agréable, & vous convaincre du profond reſpect avec lequel je ſuis,

MONSEIGNEUR,

Votre très-humble & très-obéiſſant ſerviteur.
MADIER.

MÉMOIRE

SUR LES EAUX MINÉRALES

DE VALS.

§. 1. VALS est un Bourg du Vivarais situé sur la rive *Ouest* de la *Volane*, au quarante-quatriéme dégré quarante-deux minutes de latitude, & vingt-deuxiéme dégré deux minutes de longitude, à une lieue *Nord* d'Aubenas, & six *Nord-Nord-Ouest* de Viviers & du Rhône.

§. 2. Ce Bourg entouré de Montagnes extrêmement bien cultivées & fertiles, placé dans un Vallon fort agréable, abonde en Sources d'eaux minérales ; ou, pour mieux dire, il n'y a aucune Fontaine aux environs de ce Lieu, qui ne ſoit imprégnée de quelque principe minéral.

§. 3. Toutes les Montagnes de ce Bourg, ainſi que la plupart de celles qui l'avoiſinent, ont été longtems la proie des Volcans, la quantité conſidérable de Laves, de Baſaltes, de Pouzolanes, de Pyrites martiales, & de pierres calcinées que l'on trouve à chaque pas dans ces Contrées, en ſont une preuve bien ſenſible.

§. 4. Parmi les différentes Sources minérales, on en diſtingue ſix principales, qui ſont, la Dominique, la Camuſe, la Marquiſe, la St. Jean, la Magdelaine & la Marie, qui toutes ſourdent d'un Roc, qui eſt une eſpéce de Marbre batard, à très-peu de diſtance l'une de l'autre.

§. 5. Les deux premieres ſont ſituées à environ deux cent pas *Sud* du Bourg, de l'autre côté de la Riviere, le long du Ruiſſeau de *Sauſſes*, dans le lit duquel, qui eſt ſur le Roc, on voit bouillonner de toute part des petites Sources, qui ont les mêmes qualités que les principales qui les avoisinent. Les trois suivantes sourdent d'une petite pointe de Rocher qui s'avance dans le Lit de la Riviere. La Marie est placée vis-à-vis, sur le bord opposé, au-dessous du Pré du Sieur *Gaucherand*, faisant face à celle de la Marquise.

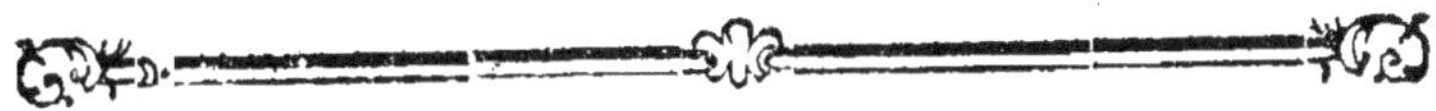

ARTICLE PREMIER.

Analyse de la Dominique.

§. 6. CETTE Fontaine située à l'extrêmité *Est* du Ruisseau, immédiatement au pied de la Montagne, découle du Rocher, en très-petite quantité, donnant une couleur de Saffran de Mars à la partie sur laquelle elle passe. En se mêlant avec les eaux du Ruisseau, qui en cet endroit forme un Bassin, elles déposent un sédiment ocreux, qui est dissout en grande partie avec effervescence par les acides minéraux.

§. 7. Elles sont très-claires & limpides, froides, au même dégré que les autres Sources d'eau naturelle du Pays ; d'un goût âcre & piquant, assez analogue à celui de la dissolution de Vitriol de Mars, désagréables à boire, & fort pesantes sur l'estomac.

§. 8. Huit livres de cette eau mises dans une Bouteille, à l'orifice de laquelle j'avois attaché une Vessie de Cochon mouillée, & de laquelle on avoit exprimé l'air autant qu'il est possible, exposées à la chaleur du Soleil, & agitées de tems-en-tems, ont donné environ quatre pouces cubes de fluide éthéré minéral, sans qu'il ait paru la moindre diminution sur la Bouteille. Exposées à une légére chaleur sur le feu de sable, ayant adapté une nouvelle Vessie, & eu soin de mettre une planche percée au tour du col de la Bouteille, afin que la chaleur ne put point porter sur la Vessie, il s'est échappé de suite une quantité de bulles de ce fluide éthéré minéral, dont le nombre augmentoit à mesure que la chaleur devenoit plus forte, & s'élevoient avec une si grande impétuosité, que l'eau paroissoit bouillir. Alors on voyoit se former au bas de la bouteille un dépôt ocreux aſſez conſidérable. Ces eaux, après cette opération, avoient encore la même ſaveur, & elles avoient diminué d'environ une ligne. Le fluide minéral occupoit toute la capacité de la Veſſie, qui pouvoit contenir environ ſept pouces cubes de ce Gas.

§. 9. J'ai mis une même quantité d'eau de la Dominique dans un Alambic de verre, placé ſur un feu de ſable; ces eaux ont d'abord laiſſé échapper, comme dans l'opération précédente, une très-grande quantité de Globules de ce fluide éthéré minéral; l'œil approché du tuyau du chapiteau en recevoit une impreſſion aſſez vive & piquante. Le dépôt ſe formoit de même à meſure que le fluide ſe dégageoit. J'ai pouſſé le feu pour en faire la diſtilation: la vapeur montoit difficilement, même lorſque l'eau bouilloit. Cette eau diſtilée conſervoit la même ſaveur, mais moins forte. J'ai réitéré la même opération ayant mis au-deſſus de l'eau un pouce d'huile d'olives, & celle qui ſortoit par la voie de la diſtilation, avoit le même goût.

§. 10. Une pareille quantité d'eau de la Dominique placée dans un Évaporatoire de verre ſur un Bain-marie, & évaporée juſqu'à ſiccité, a fourni un réſidu, peſant cent ſoixante & douze grains, deſquels je n'ai pu retirer, au moyen de la pierre d'Aimant, aucune particule de fer. Ce dépôt ayant été lavé avec l'eau de la Riviere diſtilée, juſqu'à ce qu'elle ait été inſipide, & filtré à travers le papier gris, il a reſté ſur le filtre un réſidu peſant quarante-huit grains, qui ont fermenté avec les eſprits acides minéraux, & lorſque l'effervefcence a ceſſé, mon dépôt a changé de couleur, & d'ocreux qu'il étoit antérieurement, il eſt devenu grisâtre. Je n'ai plus eu ſur le papier brouillard que trente-ſept grains, qui n'ont fermenté avec aucune eſpéce d'acides, & étoient une véritable terre argileuſe, ſur laquelle l'Alkali-fixe en liqueur verſé goute-à-goute, n'a opéré aucun changement.

§. 11. Ma premiere liqueur qui avoit paſſé à travers le papier gris, ayant été miſe de nouveau au Bain-

Marie dans mon évaporatoire de verre, & laissé évaporer jusqu'au point de cristallisation des sels, j'ai obtenu cent douze grains d'un sel formé en aiguilles vertes, parmi lesquelles on découvre des cristaux blancs figurés en Pyramides triangulaires, dont les sommets sont coupés; & par le moyen de la loupe, des plus petits de même figure, à la proportion d'environ un quart. L'eau-mere restante n'a point fourni de cristaux. Ayant poussé un peu plus l'évaporation que j'ai laissée refroidir & dessécher, elle a donné un dépôt brun, âcre, & styptique, qui lavé de nouveau avec l'eau distilée, dans laquelle il s'est très-bien dissout, & l'ayant fait évaporer, je n'ai obtenu rien de plus. Ce dépôt a été dissout avec effervescence par les acides minéraux.

§. 12. J'ai fait passer le Gas, que j'avois obtenu dans mes deux vessies, dans une bouteille dans laquelle j'avois mis de la teinture de Tournesol, faite avec l'eau distilée, j'ai bien agité la bouteille, & la couleur a rougi de suite.

§. 13. La ſeule évaporation des eaux de la Dominique, & les procédés faits juſqu'à préſent, indiquent aſſez les Principes qu'elles contiennent ; cependant, pour mieux me convaincre de la vérité, j'ai verſé quelques gouttes d'Eſſence de Savon ſur un verre plein d'eau de cette Fontaine que j'ai bien agitées enſemble avec une plume, & le Savon dès que le mélange a été repoſé, s'eſt grumelé ſur la ſurface.

§. 14. Mêlées avec une infuſion de Noix-de-galles, elles lui ont donné une couleur orangée, qui, quatre heures après, avoit changé en une couleur de violet obſcur, tirant ſur le noir. Lorſqu'elles ſont verſées ſur la Noix-de-galle concaſſée, cette couleur devient beaucoup plus foncée dès qu'elles ſont précipitées au fond du verre.

§. 15. Elles n'ont dans le principe paru cauſer aucune altération au ſirop de Violettes ſur lequel je les ai verſées goutte-à-goutte, & avec lequel je les ai bien mêlées, en les agitant d'un verre à un autre ; mais le lendemain le mélange contenu dans le verre étoit d'un très-beau vert de pré.

§. 16. La teinture de Tournesol sur laquelle j'ai versé de cette eau, prend bien-tôt après une couleur de vin de Languedoc un peu clairet.

§. 17. L'Alkali Prussien, saturé & préparé suivant la méthode de *Baumé*, versé petit-à-petit sur un demi-verre de ces Eaux, leur donne aussi-tôt une légére couleur bleuâtre, qui bien-tôt après, forme un dépôt d'un beau bleu très-foncé.

§. 18. Les acides minéraux, & le vinaigre distillé, jettés dessus goutte-à-goutte, excitent une effervescence très-considérable.

§. 19. L'Alkali fixe & le sel de Soude dissouts dans ces eaux, les troublent & occasionnent sur le champ un précipité brun.

§. 20. Elles sont légerement troublées, & deviennent laiteuses par la dissolution d'argent faite avec l'acide nitreux qu'on laisse tomber goutte-à-goutte dans un verre rempli de ces Eaux.

§. 21. La diſſolution du Mercure dans l'eſprit de Nitre, verſée de la même maniere ſur ces Eaux, les rend noirâtres, & forme peu après, un vrai turbith minéral.

§. 22. Un mêlange d'eau de chaux & de celle de la Dominique, forme bien-tôt un précipité blanc caillebоté, qui devient inſenſiblement ocreux.

§. 23. D'après toutes ces Expériences, il eſt aiſé de conclure que les Eaux de la Dominique contiennent une quantité conſidérable deGas, ou, fluide Éthéré minéral, de nature acide, & analogue à l'air fixe de Mr. *Pryeſtley*, qui, combiné avec ces Eaux, tient en ſuſpens les principes minéraux, ſalins, & terreux qui les conſtituent, & les laiſſe précipiter au fond du vaſe, à ſur & à meſure qu'il ſe dégage.

§. 24. Les onze grains diſſouts par la fermentation avec l'acide vitriolique, lorſqu'il a été verſé ſur les quarante-huits grains reſtés ſur le Papier à filtrer, ſont indubitablement des portions de fer, puiſque le

reſtant

reſtant qui n'a point été diſſout, a changé de couleur, après cette opération. Et ce qui prouve que ces trente-ſept grains ſont une véritable terre argileuſe, c'eſt le défaut d'action des acides minéraux ſur eux. Ils ne peuvent point être confondus avec la Sélénite, leur couleur eſt griſâtre, & celle de la ſélénite eſt très-blanche : d'ailleurs triturés dans une aſſez grande quantité d'eau bouillante, ils ne s'y ſont point diſſouts, & n'ont point été décompoſés par l'Alkali-fixe en liqueur, lorſqu'on l'a verſé deſſus goutte-à-goute.

§. 25. La nature des ſels dont ſont impregnées ces Eaux, eſt démontrée par la figure des criſtaux obtenus pendant les procédés ci-deſſus. Il n'eſt cependant gueres poſſible de déterminer la quantité qu'elles en contiennent, puiſque, comme je l'ai déja dit au §. 9, l'eau diſtilée conſerve encore la même ſaveur qu'elle avoit auparavant; & que verſée ſur l'infuſion de Noix-de-galle, elle donne encore à cette infuſion, après pluſieurs jours, une couleur violette. Je l'ai reçue, pendant la diſtillation, dans un évaporatoire de verre que j'ai placé ſur le feu de ſable, & fait évaporer juſqu'à ſiccité, & je n'ai plus rien obtenu.

§. 26. On peut donc ſeulement conclure, que l'on retire de chaque livre d'eau de la Dominique, une grande quantité de Gas, ou fluide Éthéré-minéral, dix grains & demi de Vitriol de Mars, trois & demi d'Alun, un grain trois huitiemes de fer, & quatre grains cinq huitiemes de terre argilleuſe.

§. 27. J'ai fait tranſporter à Bourg Saint-Andeol, ma Patrie & lieu de ma réſidence, une Bouteille contenant dix livres de la même Eau, dont j'ai fait l'Analyſe ſix mois après. La Bouteille qui avoit été bien bouchée & goudronnée, n'a point fait explosion en la débouchant; j'en ai goûté l'eau elle avoit perdu toute ſa ſaveur gaſeuſe, il ne lui reſtoit plus qu'un très-petit goût de diſſolution de Vitriol de Mars, tel, à peu près, que celui de cette même Eau, diſtilée ſur les lieux. Il s'étoit formé un dépôt ocreux fort conſidérable, & fort adhérant au fond & aux parois de la bouteille, qu'il a fallu rincer plusieurs fois avec de l'eau chaude distilée, pour le détacher.

§. 28. Ces eaux mêlées avec l'Essence de Savon se sont grumelées de la même maniere; elles ont donné au Sirop de Violettes une couleur verte, à l'infusion de Noix-de-galle, quatre jours après, une teinte violette foncée, & à la teinture de Tournesol, celle de vin clairet. Les autres réactif ont opéré les mêmes effets & changements, que dans l'Analyse sur les lieux.

§. 29. Cette Eau pesée à la dose de huit livres, & mise dans un Alambic de verre sur le feu de sable, a cependant donné une assez grande quantité de bulles de ce fluide Ethéré minéral, mais en une proportion de la moitié moindre, au moins, que sur les lieux. Il piquoit la même chose l'œil, en s'échappant par le tuyau de l'Alambic. J'ai mêlé l'eau avec laquelle j'avois lavé la bouteille, & fait évaporer jusqu'à la cristallisation des sels, & j'ai obtenu autant de résidu, à quelques grains près, que je ſuppoſe perdus, pendant ces différentes opérations, ou, qui ont reſté collés aux parois de la bouteille. L'eau mere étoit en même quantité que ſur les lieux.

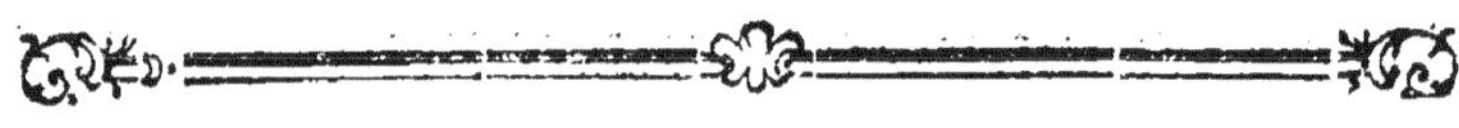

ARTICLE SECOND,

Vertus des Eaux de la Dominique.

§. 30. IL n'eſt point de Médecin qui ne connoiſſe la vertu Émétique du Vitriol de Mars; ſa combinaiſon avec l'Alun & le fluide Éthéré minéral, ne peut qu'en aider l'action, & une pareille doſe, telle que l'Analiſe nous a fourni ſur chaque livre d'eau, ne pourroit produire cet effet, ſi elle n'étoit aidée par leur union. Auſſi ces eaux ont-elles été regardées, depuis qu'elles ſont connues, comme un puiſſant vomitif; elles évacuent auſſi par le bas.

§. 31. Elles ſont ſpécifiques dans toutes les Fievres intermittentes, même les plus invétérées, ſur-tout les quartes. Et c'eſt principalement pour guérir de ces eſpèces de maladies, que l'on voit chaque année venir à Vals une quantité conſidérable de perſonnes qui s'en retournent toujours radicalement délivrées, après un uſage de quelques jours.

§. 32. On les donne avec beaucoup de ſuccès dans toutes les Maladies chroniques occaſionnées par les embarras glaireux de l'Eſtomac & des Inteſtins, ou, par le relâchement & les obſtructions des glandes de ces viſcères. Dans les maladies vermineuſes, dans les coliques venteuſes entretenues par les cauſes ci-deſſus, dans les diarrhées ſéreuſes, dans les gonhorrées ſimples, les pertes en blanc, dans la ſuppreſſion des menſtrues, dans la cachexie; & généralement dans toutes les Maladies où il faut évacuer, donner du ton à la fibre, déſobſtruer les glandes, déſopiler les vaiſſeaux capillaires des inteſtins, & diviſer toutes ſortes d'humeurs trop viſqueuſes & épaiſſes.

§. 33. Leur uſage n'eſt point auſſi dangéreux, & à redouter, que l'on ſe l'étoit persuadé. L'expérience de plusieurs années m'a convaincu qu'elles fatiguent bien moins, quoique leur effet soit très-prompt, que nombre de Remedes plus lents, & bien moins efficaces. Je les ordonne souvent, & toujours avec la plus grande satisfaction : & il est rare que mes Malades n'en éprouvent pas les effets les plus salutaires. Si quelquefois des personnes ont été exposées à des accidents funestes, c'est qu'elles ont été prises sans les précaution, que j'indiquerai à l'article des réflexions sur les Eaux de Vals, ou par des Sujets dans un état, ou, d'un tempéramment qui les contrindiquent.

§. 34. Les Personnes sujettes aux maladies des nerfs, les hystériques, les hypocondriaques, celles qui sont d'un tempéramment ardent & bilieux, trop faciles à irriter, & les poitrinaires en général; surtout ceux qui sont sujets a des crachements de sang, ne doivent point en faire usage. Elles seroient encore très-dangéreuses pour les malades attaqués d'obstructions invétérées & douloureuses, telles que celles du foie & de la rate, à moins qu'on n'ait fait précéder un long usage des apéritifs, & qu'il n'y ait plus qu'à détruire l'empâtement du viscere affecté, à en rétablir le ressort, faciliter les secrétions qui doivent se faire dans ces parties, & que l'on ne craigne point d'irriter.

§. 35. Je n'oserois les conseiller aux hydropiques, quoique des Praticiens très éclairés, & un grand nombre d'Habitans du Pays, à qui une longue expérience, & des observations multipliées ont fait connoître les différentes propriétés de ces Eaux, m'ayent assuré, en avoir vû plusieurs qui étoient venus pour les prendre, étant atteints de cette maladie, & dans un état à faire désespérer de leur guérison, & qui s'en étoient retournés parfaitement guéris, après en avoir fait usage. Mr. FABRE (*a*) habille Médecin qui les a Analysées & suivies pendant plus de trente années, cite des exemples frappants, & bien propres à leur donner de la confiance;

(*a*) Traité des Eaux minérales du Vivarais, Pag. 90, & suivantes.

mais je n'ai point été encore à même de faire de pareilles obſervations, & je ne les conſeille que dans le cas où je les ai vues réuſſir. D'ailleurs, comme les différentes cauſes qui ont déterminé & entretiennent cette maladie, peuvent elles-mêmes les contrindiquer, c'eſt aux Médecins qui ont dirigé les malades, qui connoiſſent leur tempérament, & qui les ont obſervées, à les preſcrire, ou les défendre, d'après la connoiſſance des principes que ces Eaux contiennent.

§. 36. Si une heureuſe expérience me les fait connoître utiles pour ces maladies, ou pour d'autres particulieres, alors je me ferai un vrai devoir d'en inſtruire le Public ; mais juſqu'à ce tems, je ne veux point tromper, & faire tomber ces Eaux dans le diſcrédit, en leur attribuant des vertus que je ne leur connois pas. Plein de reſpect pour Mr. FABRE, je ſuis très-perſuadé que ſes obſervations ſont vraies : car un Médecin ne peut point expoſer faux, ſur-tout, lorſque, comme le dit BAGLIVI, il s'agit de la vie des hommes. Je ne prétends point en éloigner les perſonnes à qui on peut juger qu'elles ſeront avantageuſes ; je déſire au contraire de m'éclairer à ce ſujet, & j'eſpére que l'avenir m'en démontrera l'efficacité. Il m'eſt ſouvent arrivé de renvoyer des malades à qui elles avoient été conſeillées mal à propos, & de leur faire prendre les eaux de quelqu'autre des Sources, qui étoient plus convenables à leur ſituation. Souvent, encore des perſonnes qu'un faux préjugé éloignoit de l'uſage des eaux de cette Fontaine, ont recouvré, lorſque je les leur ai conſeillée, une ſanté que l'uſage continué pendant pluſieurs années des autres eaux de Vals, ou, d'ailleurs, n'avoit pu leur procurer.

§. 37. Leur doſe eſt de trois à quatre verrées pour les tempérammens ordinaires. Je ſuppoſe que cette verrée contient environ ſix onces d'eau : on les peut pouſſer à un plus grand nombre, mais jamais ſans conſulter. J'ai vu l'année derniere un particulier qui en prenoit juſqu'à dixhuit écuellées par jour, ſans en être incommodé; ce qui faiſoit au moins dix livres d'eau. Il m'a aſſuré que c'étoit ſon uſage, depuis pluſieurs années, & que ce n'étoit que depuis lors, qu'il jouiſſoit d'une bonne ſanté. La maladie pour laquelle il les prenoit, avoit été un état cacheƈtique, à la ſuite d'une fievre quarte. Un pareil exemple eſt rare, & je ne conſeillerois à perſonne de le ſuivre. Je crois qu'il n'eſt gueres poſſible d'en prendre une pareille quantité, ſans s'expoſer à un danger évident : il peut être même fatal pour pluſieurs perſonnes du peuple, qui, pour économiſer quelques ſols que leur coûteroient demi-once, ou, une once de ſel d'Ebſon, de Glauber, ou, tout autre, ſe purgent avec les eaux de la Dominique, avant de commencer à prendre des eaux d'une des autres Fontaines. Économie qui toutes les années eſt bien nuiſible à pluſieurs. Et c'eſt d'après ce motif, que j'ai prié Monſieur le Comte de Vogué, de faire couvrir & fermer cette ſource, de la même maniere que celle de la Marquiſe, afin que les malades n'en puiſſent prendre que la quantité qui leur ſera preſcritte par les Médecins qui les trouveront dans le cas de pouvoir en faire uſage.

§. 38. Rarement je les conſeille ſeules : je fais toujours prendre quelques verrées d'une autre des Fontaines, après chaque verrée de celle de la Dominique ; & j'ai toujours obſervé que de cette maniere elles agiſſoient beaucoup mieux, & fatiguoient beaucoup moins. Ce n'eſt que dans les cas où il y a un beſoin décidé de faire vomir, ſans crainte d'irriter ou fatiguer la poitrine, comme dans les fievres intermittes invétérées, que l'on peut en prendre de ſuite quelques verrées ; en obſervant toujours, comme je le dirai dans la ſuite, une intervalle, au moins, d'un quart d'heure, de l'une à l'autre de ces doſes.

§. 39. On les emploie ſur les lieux dans les maladies aigues, à la place des autres Émétiques ; elles tourmentent beaucoup moins les malades, & leur effet eſt beaucoup plus puiſſant.

ARTICLE TROISIÉME.

Analyse des Eaux de la Camuse.

§. 40. JE n'ai pas cru devoir répéter dans l'Analyse des autres Fontaines de Vals, la maniere avec laquelle j'ai fait mes Expériences pour découvrir les divers principes qu'elles contiennent ; je me bornerai à rapporter les effets que j'ai obtenus pendant & après la distillation, l'évaporation, & l'action des réatifs sur ces mêmes Eaux, ayant employé les mêmes précautions que dans l'Analyse de celles de la Dominique.

§. 41. La Fontaine de la Camuse sourd dans un petit creux ovale, formé dans le Rocher, ayant environ un pied de longueur, sur six à sept pouces de largeur, & trois ou quatre de profondeur ; elle est située sur le bord du Ruisseau, au bas du Pré du nommé *Rieu* ; elle fournit une si petite quantité d'eau, qu'on est obligé pour la puiser, de se servir d'une

Cuiller de fer, avec laquelle on l'a bientôt épuisée, & d'attendre de tems en tems qu'il en sourde de la nouvelle. Elle peut cependant fournir dans la matinée, suffisamment d'eau à plus de quatre-vingt personnes. Le petit Bassin dans lequel ces eaux séjournent, est tapissé d'une couleur ocreuse. J'ai été obligé l'année derniere, de le faire creuser un peu plus profondément, afin qu'on put les puiser plus facilement, & peu de jours après, le Bassin étoit de cette même couleur.

§. 42. Ces eaux sont très-claires & transparentes, d'un goût lixiviel, un peu aigrelet, laissant après les avoir bues, celui de la dissolution de Vitriol de Mars, mais léger, & assez conforme à celui des eaux de la Dominique, après avoir été distilées. Elles ne sont cependant point bien désagréables à boire, sur-tout après les quelques premieres verrées. Elles sont froides au même dégré que les autres Sources du Pays. Je les ai mises dans une bouteille de verre, que j'ai laissé une demi-heure sans boucher, elles ont pris une couleur un peu laiteuſe, & il s'eſt formé au fond, un dépôt légerement jaunâtre.

§. 43. On découvre ſur le Rocher, & les pierres qui ſont aux environs de cette Source, un ſel très-blanc, aſſez ſemblable à l'effloreſcence du ſel de Glauber, lorſqu'il a été pendant quelque tems expoſé à l'air, il eſt d'un goût âcre & lixiviel, qui fermente avec les acides, & forme, mêle avec-eux, ayant été diſſout dans l'eau, & l'évaporation faite juſqu'à la criſtalliſation des ſels, un ſel neutre, de la nature de l'acide minéral avec lequel il eſt uni. Les troupeaux en ſont très-friands, ils léchent ces pierres avec avidité; & les Bergers m'ont aſſuré que, lorſque leurs beſtiaux y paſſent auprès, ils y courrent très-vite, & qu'on a enſuite beaucoup de peine à les en éloigner.

§. 44. J'ai fait ramaſſer des pierres ſur leſquelles ce ſel dépoſe, je les ai lavées avec l'eau de la Riviere diſtilée, & fait bouillir. La liqueur ayant été filtrée, évaporée, juſqu'à criſtalliſation, & laiſſée refroidir, j'ai obtenu des criſtaux très-blancs & tranſparents, de figure prismatique, qui, laissées plusieurs jours exposées à l'air, n'ont point tombé en *deliquium*, mais se sont insensiblement, comme le sel de Glaubert, couverts d'une poudre blanchâtre, & ont été petit-à-petit, convertis en une poudre très-blanche, qui se dissout très-bien dans l'eau. Si l'on jette goutte à goutte sur cette dissolution, de l'esprit de Vitriol, elle donne après l'évaporation jusqu'à la cristallisation des sels, & refroidie, un très-beau sel de Glaubert, à colomnes striées à six faces, avec l'esprit de sel Marin, un très-beau sel commun cristallisé en cubes parfaits, & avec l'acide nitreux, des cristaux à six faces Rhomboïdales, dont deux angles sont aigus, & deux obtus, connus sous le nom de Nitre cubique.

§. 45. Huit livres d'eau de la Camuse mises dans une bouteille, à l'orifice de laquelle j'ai attaché une Vessie mouillée, exposées au soleil & agitées, n'ont donné que très-peu de fluide Éthéré-minéral. J'ai posé la même bouteille sur le feu de sable, avec la même précaution que dans l'Analyſe de la Dominique, dès que la chaleur a commencé à porter ſur l'eau qu'elle contenoit, auſſi-tôt il s'eſt élevé vers le haut de ce Vaſe & avec impétuoſité, une aſſez grande quantité de ce fluide, qui a inſenſiblement dilaté la Veſſie; de façon qu'elle en contenoit environ deux pouces & demi cubes. Pendant ce tems il ſe formoit ſur la ſurface de l'eau une pellicule, qui ſe convertiſſoit en criſtaux, à meſure qne l'eau s'évaporoit, & il ſe précipitoit au fond du Vaſe un dépôt d'un jaune obſcur.

§. 46. J'ai retiré la Veſſie, & introduit ce fluide Éthéré qu'elle contenoit, dans une bouteille, dans laquelle j'avois mis de la teinture de Tourneſol, elle a rougi deſuite. Ce fluide en s'échappant par le tube du chapiteau de l'Alambic, lors de la diſtillation, pique vivement l'œil, lorſqu'on l'en approche; & la vapeur qui monte enſuite eſt inſipide.

§. 47. Une même quantité de cette eau ayant éte verſée dans une capſule de verre, & placée ſur un feu

de

de ſable, a fourni, lorſque le fluide Éthéré-minéral a été totalement dégagé & ſéparé des dites eaux, par un dégré aſſez fort de chaleur, & dans le tems que les principes ſalins, minéraux & terreux ſe précipitoient au fond, une même pellicule qui, enlevée avec le plus grand ſoin, au moyen d'une cuiller d'argent & miſe ſur un papier à filtrer, a donné lorſqu'elle a été ſéchée, environ ſeize grains d'un ſel formé en lames très-minces, fort blanc, inſipide, & craquant ſous les dents, qui n'a point fermenté, ni pu être diſſout par les acides végétaux, ou, minéraux.

§. 43. Ce ſel ayant été trituré & diſſout, par ce moyen, avec beaucoup de peine, dans une grande quantité d'eau bouillante, j'ai verſé, goutte à goutte, de l'Alkali-fixe en liqueur ſur cette eau, lorſqu'elle a été refroidie, & ayant fait enſuite évaporer ce mêlange juſqu'à la criſtalliſation des ſels, j'ai obtenu un véritable tartre vitriolé, caractériſé par la forme de ſes criſtaux cubes, dont les angles ſont coupés, ayant une ſaveur un peu ſalée & déſagréable au goût.

§. 49. L'eau ayant été évaporée juſqu'à ſiccité, j'ai retiré une matiere d'un gris rouſsâtre, peſant neuf gros & dix-huit grains.

§. 50. J'ai lavé ce réſidu avec l'eau diſtilée, juſqu'à ce qu'elle ait été trouvé inſipide, & filtré à travers le papier gris, il a reſté ſur ce papier une terre jaunâtre, peſant quarante-trois grains, ſur leſquels j'ai verſé de l'eſprit de Vitriol : il s'eſt fait une petite efferveſcence, & lorſqu'elle a ceſſé, j'ai lavé & filtré de nouveau ce qui reſtoit, & trouvé ſur le papier, quarante grains de terre griſe, qui n'ont fermenté avec aucune eſpece d'acides, & qu'ils n'ont pu diſſoudre.

§. 51. J'ai fait évaporer l'eau filtrée, dans la premiere opération, juqu'à la criſtalliſation des ſels, & laiſſé refroidir; j'ai obtenu un ſel très-blanc, d'un goût âcre & lixiviel, fermentant avec les acides; examiné avec la Loupe, on découvre quelques petites aiguilles vertes, conformes à celles qu'on trouve dans les eaux de la Dominique.

§ 52. Ce ſel a peſé huit gros trente-quatre grains. L'eau-mere qui a reſté au fond du vaſe, ayant été évaporée juſqu'à ſiccité, a donné un réſidu brun, d'un goût lixiviel, âcre & piquant, qui lavé, & fait évaporer de nouveau, n'a fourni aucune eſpece de ſel.

§. 53. J'ai verſé ſur une verrée de ces eaux quelques gouttes d'Eſſence de ſavon, & agité le mêlange; l'eau eſt devenu mouſſeuſe, & un inſtant après, le ſavon s'eſt grumelé.

§. 54. Elles donnent une couleur verte, quelques heures après, au Sirop Violat.

§. 55. A la teinture de Tourneſol, celle de vin clairet, un peu plus foncée qu'avec les eaux de la Dominique.

§ 56. L'infuſion de Noix-de-galles ſur laquelle on verſe les eaux de la Camuſe, prend d'abord une couleur orangée, qui, ſix heures après, devient bleue à la ſuperficie de l'épaiſſeur de deux lignes, qui augmente tous les jours, & eſt totalement de couleur d'un violet obſcur, au bout du quatriéme.

§. 57. L'Alkali Prussien leur donne une légére teinte bleuâtre, & il se forme, bientôt après, un dépôt bleu de Prusse.

§. 58. Elles fermentent avec les acides minéraux & le vinaigre distillé.

§. 59. L'Alkali-fixe dissout dans ces eaux, occasionne, peu après, un précipité roussâtre.

§. 60. Elles sont légerement troublées par la dissolution d'argent, qui leur donne une couleur laiteuse.

§. 61. Celle de Mercure fournit un précipité jaunâtre, qui est un vrai turbith-minéral.

§. 62. Mêlées avec l'eau de chaux, le précipité qui se forme, est blanc dans le principe, & devient insensiblement ocreux.

§. 63. Ces eaux transportées, & de nouveau analysées après six mois de séjour, étoient légérement laiteuses, avoient formé un dépôt ocreux fort adhérant au fond de la bouteille. Elles n'ont point fait explosion en la débouchant. Le goût lixiviel étoit le même, mais point gaseux. Elles ont fourni les mêmes principes que dans l'Analyse sur les lieux, mais beaucoup moins de fluide Éthéré-minéral.

§. 64. Il résulte de ces opérations, que les eaux de la Camuse contiennent sur chaque livre d'eau, du Gas en petite quantité, soixante & seize grains & quart de sel Alkali-minéral, dont environ un seiziéme de Vitriol de Mars, trois huitiémes de grain de fer, cinq grains de terre argilleuse, & quelque peu de sélénite.

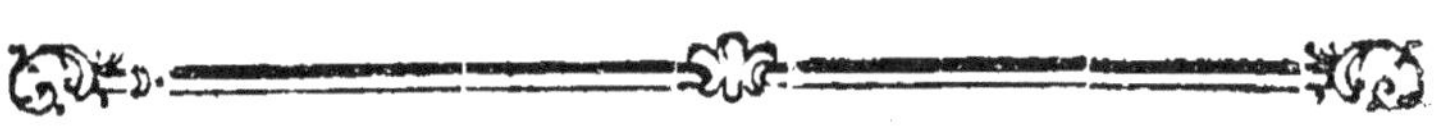

ARTICLE QUATRIÉME.

Analyse des Eaux de la Marquise.

§. 65. Cette Fontaine sourd à l'extrêmité d'une petite pointe de rocher qui s'avance dans le lit de la Riviere, dans un Bassin creusé avec le marteau, long d'environ deux pieds, & large de huit pouces, dont la partie intérieure est de couleur de Saffran de Mars. Les eaux de cette Source s'élevent du fond du Bassin, en bouillonnant, avec une vélocité étonnante. Elle est couverte d'une Cabane voutée, dontla porte, placée au côté *Sud*, eſt toujours fermée à clef; precaution que l'on a cru néceſſaire, pour éviter les fraudes des perſonnes qui les tranſportent, & qui ne peuvent par ce moyen en puiſer ſans la permiſſion du Directeur, qui leur en expédie un Certificat. Auſſi doit-on regarder, comme ſuſpectes, toutes celles qui ſont voiturées ſans cette Atteſtation.

§. 66. On trouve ſur les murs de l'intérieur de cette Voûte, un ſel formé en écailles, extrêmement blanc & luiſant, ayant toutes les qualités de la ſélénite.

§. 67. Les eaux de la Marquiſe ſont très-abondantes, limpides, très-claires & tranſparentes : elles ſont froides au même dégré que les autres Fontaines du Pays, d'un goût aigrelet très-piquant, laiſſant, après les avoir bues, celui de la diſſolution de Vitriol de Mars; cependant un peu moindre que celui que l'on obſerve dans celles de la Camuſe. Expoſées à l'air ſans être bouchées, pendant demi-heure, elles prennent une couleur laiteuſe, & perdent beaucoup de leur ſaveur gaſeuſe.

§. 68. Huit livres de cette eau, donnent dans la veſſie mouillée, par la ſeule agitation, près de quatre pouces cubes de fluide Éthéré-minéral; & lorſqu'elles ont été miſes ſur le feu de ſable, dans un Alambic de verre, ce fluide ſe dégage & monte avec une ſi grande célérité, qu'elles ſemblent bouillir. Si pendant ce tems on approche l'œil du tube du chapiteau, il en eſt très-vivement piqué. A meſure que ce fluide ſe ſépare, il ſe forme ſur cette eau une pellicule, qui donne des criſtaux en écaille & fort blancs, en beaucoup plus grande quantité que dans l'Analyſe précédente; & l'on voit ſe précipiter au fond une matiere d'un gris rouſsâtre. La vapeur qui ſort par la voie de la diſtillation eſt inſipide.

§. 69. Ces eaux ayant été évaporées juſqu'à ſiccité, ont donné un réſidu peſant cinq cent ſoixante-cinq grains, qui ayant été lavé avec l'eau diſtilée, juſqu'à ce qu'elle ait été trouvée inſipide, & filtré, il a reſté ſur le filtre, trente-ſept grains de terre rouſsâtre, qui a fait une légere effervefcence avec les acides minéraux; & lorſqu'elle a ceſſé, ayant de nouveau lavé la terre qui reſtoit, & fait paſſer à travers le papier brouillard, j'ai trouvé ſur ce papier un dépôt deterre griſe, qui a peſé trente-ſix grains.

§. 70. J'ai fait évaporer, juſqu'à la criſtalliſation des ſels, ma premiere eau filtrée; elle a donné un ſel de même nature que celui de la Camuſe, parmi lequel il n'a pas été poſſible de découvrir, même avec la Loupe, aucune partie de Vitriol de Mars. Ce réſidu a peſé cinq-cent douze grains. L'eau-mere étoit brune, âcre & piquante, & n'a pu former aucune eſpece de ſel.

§. 71. L'action des réactifs a été la même ſur les eaux de la Marquiſe, que ſur celles de la Camuſe; ils ont opéré les mêmes changements, & les mêmes dépôts. Le fluide Éthéré-minéral, obtenu dans la Veſſie, a rougi la teinture de Tourneſol, peu après avoir été mêlé avec elle.

§. 72. Chaque livre d'eau de la Marquiſe contient une quantité très-conſidérable de fluide Éthéré-minéral, ſoixante-quatre grains de ſel Alkali-minéral, environ un huitiéme de grain de fer, quatre grains & demi de terre argilleuſe, & ſix grains à peu près de ſélénite.

§. 73. Ces eaux ont été de nouveau analyſées à Bourg St. Andeol, ſix mois après qu'elles y avoient été tranſportées : la bouteille avoit été bien bouchée & goudronnée, immédiatement après qu'elles avoient été puiſées ; elles ont fait exploſion en la débouchant, le goût étoit à peu près le même, & elles ont donné une pareille quantité de fluide Éthéré-minéral, & les mêmes principes que ſur les lieux.

ARTICLE CINQUIÉME.

Analyſe des Eaux des Fontaines, la St. Jean & la Magdelaine.

§. 74. ELLES ſourdent toutes les deux chacune dans un Baſſin creuſé dans le rocher, aſſez profond, & dont les eaux ne ſont évacuées, qu'après y avoir ſéjourné quelque tems, à cauſe de la petite quantité que ces ſources en fourniſſent. Auſſi doit-on toujours avoir bien attention de les faire vuider, à meſure que l'on veut en puiſer; autrement le fluide Éthéré-minéral ſe dégage, leurs parties ſalines & minérales ſe précipitent au fond, & leurs vertus ſont moindres, ou, ceſſent.

§. 75. Elles ſont ſituées au bas du petit rocher, qui s'avance dans le lit de la Riviere, du côté *Nord*, à très-peu de diſtance l'une de l'autre, & paroiſſent être produites par une même ſource, qui eſt ſubdiviſée entre les fentes de ce Rocher. La St. Jean qui eſt plus à l'*Oueſt*, eſt plus élevée, & la Magdelaine ſourd à l'*Eſt*, dans un endroit ſi bas, que rarement on peut en puiſer, étant preſque toujours couverte par les eaux de la *Volane*. Ce n'eſt que lorſque les eaux de cette Riviere ſont extrêmement baſſes, qu'on peut la découvrir; auſſi je n'ai pu en faire l'Analyſe que l'année derniere, ſeul tems où j'ai pu la voir hors de l'eau.

§. 76. Les eaux de ces deux Fontaines ſont très-claires & lympides, froides au même dégré que les autres Sources, d'un goût aigrelet, donnant après les avoir bues, celui de la diſſolution de Vitriol de Mars, mais bien léger. Au moindre dégré de chaleur, ou, par la ſeule agitation, on voit s'élever une très-grande quantité de globules de fluide Éthéré-minéral, qui, mêlés avec la Teinture de Tourneſol, lui donnent une couleur rouge. Il ſe forme au-deſſus de l'eau pendant que ce Gas s'échappe, une pellicule qui eſt de la vraie ſélénite, & laiſſent précipiter les mêmes principes ſalins & terreux, que les eaux des deux Fontaines précédentes, mais en bien plus petite quantité; de façon qu'elles contiennent ſur chaque livre, beaucoup de fluide Éthéré-minéral, vingt-ſix grains & demi de ſel Alkali-minéral, un grain & demi de terre argileuſe, & quelque peu de ſélénite. Les réatifs ont opéré les mêmes effets que dans l'Analyſe précédente.

§. 77. Il n'eſt pas poſſible de déterminer la quantité de fer & de Vitriol de Mars qu'elles doivent contenir, ainſi que la Marquiſe, & dont je n'ai pu retirer, ni découvrir la moindre parcelle, quelque moyen que j'aie pu imaginer & employer; dont cependant la préſence eſt certainement bien démontrée, par la couleur violette qu'elles donnent à l'infuſion de Noix-de-galle, quelques jours après qu'elles ont été mêlées, par le petit dépôt bleu qui ſe forme au fond du vaſe, après que l'on a verſé goutte à goutte ſur ces différentes eaux l'Alkali Pruſſien ſaturé; par le goût, qui, ſouvent dans l'examen des Eaux minérales, fait diſtinguer& connoître des principes qui échappent aux recherches analytiques les plus ſcrupuleuſes, les plus ſouvent répétées; & par la couleur ocreuſe dont eſt tapiſſé l'intérieur de leur Baſſin.

ARTICLE SIXIÉME.

Vertus de ces quatre Fontaines.

§. 78. ELLES ſont rafraîchiſſantes, diurétiques, apéritives & purgatives. Cette derniere vertu doit être attribuée à la combinaiſon du Vitriol de Mars avec les autres principes, qui les rend plus, ou, moins cathartiques, à raiſon de la plus, ou, moins grande quantité qu'elles en contiennent. C'eſt ce dont on peut ſe convaincre bien aiſément ſur les lieux, par les obſervations & les expériences qu'on peut faire journellement, en ſuivant les malades qui font uſage de ces différentes ſources.

§. 79. Il n'eſt point de perſonnes, celles mêmes dont le tempérammment eſt le plus délicat, qui ne puiſſent faire uſage des eaux de quelqu'une des Fontaines de Vals; celles qui ſont le plus avancés en âge, n'ont point à en redouter les effets. Elles conviennent dans tous les cas de dérangement d'eſtomac, & des viſceres du bas-ventre, entretenus par des obſtructions, ou des embarras glaireux; relevent le ton des fibres de ces viſcéres, lorſqu'elles ſont trop relâchées, facilitent la ſécrétion & excrétion des ſucs gaſtriques & de la bille, en émouſſent la trop grande activité, détruiſent les engorgemens du foie, de la rate, du pancréas, & autres glandes sécrétoires; elles sont un puissant sécours pour rétablir les ressorts des parties qui sont dans un état cacochimique, à la suite des pâles couleurs, occasionnées sur-tout par l'usage dépravé du plâtre, du mortier, du charbon, ou tout autre cause. Rétablissent l'équilibre entre les solides & les fluides, & donnent à ceux-ci, cette fluxilité nécessaire pour entretenir cette harmonie qui constitue l'état de bonne santé; elles opérent des effets merveilleux dans la jaunisse, la suppression, ou le flux immodéré des régles, dans les pertes en blanc, dans la cachexie occasionnée par les ravages que fait le lait chez les femmes qui ne nourrissent point leurs enfans; dans celles ayant pour cause l'abus du Quinquina, ou qui est une suite des fievres aigues, ou intermittentes mal traitées. Dans les ardeurs d'urine, & les gonhorées simples, dans le relâchement des prostates, ou des vésicules séminales, assez commun après le traitement & la guérison des gonhorrées virulentes, qu'on avoit laissé invétérer.

§. 80. On les emploie auſſi avec le plus grand ſuccès dans les maladies vermineuſes, dans les fievres intermittentes, dans les migraines invétérees & opiniâtres, dépendantes de trop d'irritabilité & de ſécchereſſe dans les premieres voies, du défaut de ſécrétion des ſucs gaſtriques, occaſionné par la trop grande criſpation des fibres des parties où elle doit être faite, des digeſtions en conſéquence vitiées & imparfaites, & du trop grand épaiſſiſſement de la partie rouge & lymphatique du ſang; & généralement dans tous les cas où il eſt néceſſaire de rafraichir, de tempérer l'ardeur & émouſſer l'âcreté des humeurs, d'en faciliter la circulation, de déſobſtruer, & purger les malades.

§. 81. Il eſt rare que je conſeille l'uſage de ces eaux, ſans au préalable avoir fait précéder quelque purgatif, ou fait diſſoudre dans la premiere verrée, une doſe de quelques-uns des ſels cathartiques proportionnée à l'état & aux forces du malade.

§. 82. Quelquefois je les fait couper avec le lait, & de cette maniere les tempéraments les plus délicats, peuvent en ſupporter l'action, ſans être expoſés aux moindres inconvénients fâcheux.

§. 83. Leur doſe eſt depuis quatre juſqu'à douze, ou quinze verrées, & jamais au delà. Une plus grande quantité ne peut que déranger leur action en ſurchargeant l'eſtomac. Je fais toujours commencer par une petite doſe, & augmenter graduellement, en mettant un intervalle d'un quart d'heure entre chaque verrée.

§. 84. Les eaux de la Camuſe ſont beaucoup plus purgatives que celles de la Marquiſe, la St. Jean & la Magdelaine. Je les préfére ſur les lieux à toutes les autres, lorſqu'il eſt queſtion de purger, & qu'on n'a point à redouter la trop grande tenſion & irritabilité de l'eſtomac & des inteſtins. Elles ſont beaucoup moins rafraichiſſantes, mais bien plus toniques. L'obſervation la plus conſtante les a démontrées convenir beaucoup plus particulierement aux perſonnes atteintes, ou ſoupçonnées d'un vice ſcorbutique ; & c'eſt principalement

pour

pour cette maladie, que ces eaux ſont le plus ſuivies.

§. 85. Les eaux de la Marquiſe qui ſont celles que l'on trouve le plus ſouvent dans les Bureaux, & que les Directeurs fourniſſent, lorſqu'on leur demande des eaux de Vals, quoique très-appropriées dans tous les cas ci-deſſus, ſont cependant contrindiquées dans les maladies auxquelles peuvent être ſujettes les perſonnes hypocondriaques & hyſtériques, dont les vapeurs dépendent d'une tenſion ſpaſmodique, du ſyſtême nerveux; l'obſervation conſtante m'ayant convaincu qu'elles leur occaſionnent des douleurs de tête inſupportables, en forme de bandeau, ſur la partie des ſinus frontaux, ou des convulſions dans les différentes parties du corps. J'ai vu des perſonnes attaquées de tremblements ſi conſidérables dans les mains, qu'elles ne pouvoient abſolument s'en ſervir, après les quelques premieres verrées, & qui n'ont cédé qu'à l'uſage de pluſieurs jours de ptiſane de poulet, & des bains domeſtiques. On ne ſauroit attribuer cet effet, comme le prétend Mr. RAULIN, (*a*) « à l'action de l'esprit minéral, sur » les nerfs, auxquels répondent les » houppes nerveuses, qui éprouvent » les irrégularités de leurs mouve- » ments oscillatoires « ; tandis que les eaux de la Marie, en qui ce même principe est bien plus abondant, au lieu d'opérer un pareil phénoméne, sont un remede des plus salutaires dans ce même cas; & ont toujours été regardées comme un des plus puissants Antispasmodiques, & conseillés en conséquence dans les divers états vaporeux. Je crois qu'il seroit beaucoup plus naturel, d'en trouver la cause, dans l'union de ce fluide Éthéré-minéral, avec le sel Alkhali-minéral & le Vitriol de Mars, qui agacent & crispent ces mêmes houppes nerveuses qui, en communiquant une pareille impression aux nerfs dont elles sont des portions, occasionnent cette compression irréguliére, qui opére ces convulsions.

(*a*) Traité Analytique des Eaux minérales. Tom. I. pag. 46.

ARTICLE SEPTIÉME.

Analyſe des Eaux de la Marie.

§. 86. CETTE Fontaine eſt ſituée ſur le bord *Oueſt* de la *Volane*, à très-peu d'élevation au-deſſus du lit de cette Riviere. Elle ſourd par deux conduits ſéparés, dans deux Baſſins différens, creuſés dans le rocher, contigus l'un à l'autre, & dont les eaux ſe mêlent dès qu'ils ſont pleins. Elle eſt aſſez abondante. On voit continuellement dans ſes réſervoirs, s'élever de petites bulles en forme de perles, qui s'attachent aux parois des verres avec leſquels elles ſont puiſées, & s'échappent en pétillant. Ces eaux ne dépoſent aucun ſédiment capable de donner à leurs Baſſins une couleur différente de celle du reſtant du rocher dans lequel ils ſont creuſés.

§. 87. Les eaux de cette Fontaine ſont froides au même dégré que les autres Sources, d'un goût aigrelet, aſſez piquant, agréables à boire, & fort légeres ſur l'eſtomac. Lorſqu'on débouche une bouteille qui avoit été remplie de ces eaux, il ſe fait une exploſion très-conſidérable. Elles font comme le vin de Champagne, & la Biere, ſauter le bouchon, ſi on n'a pas eu l'attention de le ficeller, ou caſſent fort ſouvent les bouteilles.

§. 88. Huit livres de ces eaux ont donné par la ſeule agitation, & ſans être expoſées au moindre dégré de chaleur, plus de ſix pouces cubes de fluide Éthéré-minéral, qui reçu dans une veſſie de Cochon mouillée, & introduit dans une bouteille dans laquelle on avoit verſé de la teinture de Tourneſol, lui a donné bien-tôt après une couleur rouge. Cette même teinture mêlée avec les eaux de la Marie, eſt changée en une couleur de vin de Languedoc, un peu clairet.

§. 89. Elles conſervent leur même tranſparence, après que le Gas en a été ſéparé, & ne prennent point, comme celles des autres Sources, une couleur laiteuſe.

§. 90. J'ai mis une même quantité

de cette eau dans un Alambic de verre, ſur un feu de ſable, il s'eſt élevé à la premiere impreſſion de chaleur, une quantité ſi conſidérable de bulles de ce fluide Éthéré-minéral, & avec une ſi grande impétuoſité, que l'eau ſembloit bouillir. Il ne s'eſt point formé pendant ce tems de pellicule ſur l'eau ; mais on voyoit ſe précipiter au fond de l'Alambic, un dépôt griſâtre ; lorſqu'on approchoit l'œil du tuyau du chapiteau, le fluide qui en ſortoit, le piquoit vivement, & l'eau qui a monté par la voie de la diſtillation étoit inſipide.

§. 91. Cette même eau ayant été évaporée juſqu'à ſiccité, j'ai trouvé au fond de l'évaporatoire, un réſidu peſant trois cents ſoixante-quatre grains, qui étant lavés avec l'eau diſtilée, & filtrés à travers le papier gris, ont laiſſé un dépôt griſâtre, qui a peſé quarante-deux grains, & qui n'a point fermenté avec les acides végétaux & minéraux.

§. 92. J'ai fait évaporer, juſqu'à la criſtalliſation des ſels, l'eau qui avoit paſſé à travers le papier à filtrer, & j'ai obtenu un ſel extrêmement blanc & tranſparent, de figure priſmatique, qui ſéché & expoſé à l'air, pendant quelques jours, n'attire point l'humidité, & ne tombe par conſéquent point en déliqueſcence, mais eſt réduit en une poudre très-blanche. Ce ſel a péſé trois cents douze grains. L'eau mere qui s'eſt trouvée au fond du vaſe, ayant été évaporée juſques à ſiccité, a donné une terre jaunâtre d'un goût âcre & lixiviel, qui n'a pu fournir aucune eſpece de criſtaux.

§. 93. Ce ſel eſt d'un goût lixiviel, il eſt diſſout très-facilement dans l'eau, fermente avec tous les acides végétaux & minéraux, avec leſquels il s'unit, & forme des criſtaux de la nature de l'acide avec lequel on le combine, comme celui que l'on retire des autres Sources ci-deſſus.

§. 94. L'Alkali Pruſſien ſaturé, verſé goutte à goutte ſur ces eaux, n'opére aucun changement, & ne donne point un précipité bleu.

§. 95. L'Eſſence de ſavon verſée

deſſus & agittée, ſe grumele dès qu'elle eſt repoſée.

§. 96. Le mélange de l'eau de chaux forme un précipité blanc caillebotté.

§. 97. La diſſolution d'argent faite avec l'acide nitreux, verſée de la même maniere que ci-deſſus, les rend laiteuſes.

§. 98. Celle de Mercure, faite avec le même acide, a donné un précipité pulvérulent, qui eſt d'abord blanc, & devient enſuite jaunâtre.

§. 99. Le Sirop Violat conſerve ſa couleur violette, & ne devient verd qu'après pluſieurs heures qu'il a été mêlé & bien agité avec les eaux.

§. 100. Elles donnent à la teinture de Noix-de-galle une couleur orangée, qui n'a point changé, après avoir été laiſſée pendant plus de huit jours dans le verre.

§. 101. Chaque livre d'eau de la Marie contient une très-grande quantité de fluide Éthéré-minéral, beaucoup plus conſidérable qu'aucune autre Source de Vals, trente-neuf grains de ſel Alkali-minéral, & cinq grains & quart de véritable terre argileuſe.

ARTICLE HUITIÉME.

Vertus des Eaux de la Marie.

§. 102. LEs eaux de cette Fontaine ſont rafraîchiſſantes, apéritives & diurétiques, ſont très-propres à corriger l'âcreté de la maſſe du ſang; elles l'humectent, le diviſent, & atténuent; en facilitent la circulation dans les extrêmités capillaires des vaiſſeaux; déſobſtruent les glandes, & donnent aux ſolides la ſoupleſſe néceſſaire pour entretenir l'équilibre qui doit regner entr'eux & les fluides.

§. 103. Elles opérent les effets les plus ſurprenants dans les maladies des reins, en détruiſent les embarras glaireux, calculeux & graveleux. Peu de malades, attaqués de cette eſpece de maladie, les ont priſes ſans en éprouver les plus grands ſuccès; & pour me ſervir des termes de Mr.

Fabre, (*a*) " ces eaux ſont plus en ſix „ jours que tout l'embarras d'étran- „ ges Remedes ne ſauroit faire en ſix, „ ou vingt ans. „ Le même Auteur en invitant les Malades tourmentés de ces maladies, d'aller avec confiance prendre les eaux de la Marie, (*b*) dit, " que les perſonnes attaquées de ces „ maladies n'y viendront jamais à „ faux, qu'ils y trouveront plus de „ cent Compagnons de leur mal & de „ leurs douleurs , auſſi bien que de „ leur guériſon & de leur bonne for- „ tune, & s'en retournant bien gué- „ ris, publieront par-tout l'excel- „ lence de ces incomparables eaux. "

§. 140. Ces eaux tempérent les ardeurs d'urine, ſont indiquées dans les gonhorrées ſimples & virulentes; calment les douleurs des entrailles, ſont très-appropriées pour combattre les vapeurs hypochondriaques & hiſtériques, les coliques dépendantes de cette cauſe ; pour les pertes en blancs, la ſuppreſſion des regles, en

(*a*) Traité des Eaux minérales du Vivarais. Pap. 73.

(*b*) Ibid. pag. 74.

facilitent l'excrétion, rétabliſſent le reſſort des organes au moyen deſquels elle doit être faite, en arrêtent le flux immodéré ; elles émouſſent la trop grande alkaleſcence de la bile ; ſont ſpécifiques contre la jauniſſe, les coliques & diarrhées bilieuſes & ſéreuſes; déſobſtruent le foie, la rate & autres glandes ſécrêtoires; elles facilitent les digeſtions, rétabliſſent le ton des fibres de l'eſtomac. On les emploie avec ſuccès dans les maladies de la peau, dépendantes d'une trop grande âcrimonie adhérente au viſqueux de la lymphe ; & généralement dans tous les cas où il faut rafraichir, déſobſtruer, & corriger la trop grande âcreté des humeurs.

§. 105. C'eſt principalement à ces qualités que l'on doit attribuer la puiſſante propriété qu'elles ont de rendre Meres beaucoup de Femmes qui n'avoient pu concevoir avant d'en avoir fait uſage; qui eſt confirmée par les expériences les plus heureuſes qu'en font journellement un grand nombre de Femmes qui avoient été juſqu'alors ſtériles, & qui déſeſpéroient d'avoir la consolation de se voir reproduire. Aussi sont-elles beaucoup suivies pour cet objet; & j'apprends chaque année, avec une satisfaction particuliere, que la plupart de celles qui étoient venues dans cette intention, ont eu le bonheur de concevoir peu de tems après.

§. 106. Les personnes menacées de fievre lente, celles même qui sont sujettes à des crachements de sang, peuvent les prendre avec confiance, seules, ou coupées avec le lait, & n'ont point à craindre le moindre inconvénient fâcheux.

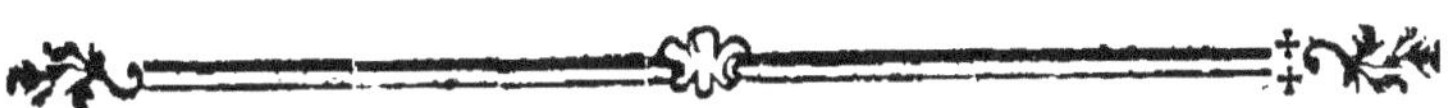

ARTICLE NEUVIÉME.

Réflexions sur les Eaux minérales de Vals, en général.

§. 107. IL est peu de Fontaines minérales dont les eaux produisent des effets aussi efficaces, aussi assurés & aussi marqués que les eaux de Vals. Il n'en est aucune qui, comme la Dominique, puisse réussir aussi avantageusement dans tous les cas pour lesquels nous l'avons indiquée ; & sur-tout dans les fievres intermittentes invétérées, qui puisse même lui être substituée. Si on en trouve des équivalentes aux autres Sources, nulle part elles sont, comme à Vals, graduées de façon, que depuis le tempéramment le plus fort, jusques au plus délicat & foible, les personnes même les plus avancées en âge, tous peuvent y avoir recours, & y trouver des secours assurés, pour la guérison de leurs maux, en choisissant une des Fontaines qui est convénable, & indiquée pour leur état.

§. 108. C'est en suivant par gradation l'usage de ces différentes eaux, que beaucoup de malades éprouvent souvent un soulagement dans les maladies les plus désespérées, & qui auroient résisté à l'action d'une seule de ces sources. Cette méthode devient même nécessaire pour les personnes qui arrivent à Vals, sans avoir employé les précautions dont je parlerai, ou qui ne peuvent y faire un assez long séjour, pour s'y préparer.

§. 109. La plupart des eaux acidules, telles que celles d'Youſet, qui ſont, après celles de Vals, celles que l'on ſe procure le plus aiſément dans ces Contrées, à raiſon de leur proximité, & dont les principes ſont une terre alkaline combinée avec le ſouffre, ſont déſagréables à boire, & rebutent les malades; celles au contraire de la Marie, qui rempliſſent, bien plus éminamment, les mêmes indications, ſont bues avec plaiſir: & ſi quelques perſonnes trouvent leur goût aigrelet trop fort, en les mélant avec un peu de ſirop, elles forment une limonade très-agréable. Ce mélange ne nuit point à leur action.

§. 110. Il eſt cependant bien de malades, pour la guériſon deſquels elles ſont très-bien indiquées, qui n'en éprouvent point les effets qu'ils en attendoient. C'eſt un défaut qui ne doit point être attribué à l'inefficacité des eaux, mais au peu de précautions qu'employent la plupart des perſonnes avant d'en faire uſage, & qu'on auroit dû néceſſairement faire précéder. Plus ſouvent encore les malades ne les prennent pas aſſez long-tems, s'en gorgent trop dans le principe, ou ſe décident mal à propos, pour une fontaine trop, ou trop peu active. Elles auroient opéré les effets les plus ſalutaires, ſi les malades, guidés dans le choix par un Médecin inſtruit, euſſent ſuivi l'uſage de celles qui leur étoient convenables.

§. 111. Le plus grand nombre des perſonnes qui vont prendre les eaux de Vals, ſe propoſent un terme limité, qu'ils fixent ordinairement à neuf jours. Ceux qui les boivent chez-eux, ſe bornent à les prendre pendant un même intervalle de tems, paſſé lequel terme, rebutés de n'avoir pas obtenu une guériſon parfaite, ils les abandonnent, ou ſe retirent dans le tems qu'elles commencoient à agir, & arrêtent l'effet de leur action, qui auroit été très-ſalutaire, ſi on les avoit continuées quelques jours de plus. Eſt-il en effet poſſible que la cauſe d'une maladie invétérée, ou entretenue par quelque vice conſidérable, puiſſe être détruite dans un ſi court eſpace de tems ?

§. 112. Je ne fixe jamais de terme aux malades qui me consultent ; & je suis très-convaincu, qu'il doit être de plus longue durée que celui que l'on emploie ordinairement ; & qu'on ne doit en cesser l'usage, qu'après en avoir obtenu l'effet désiré. Je les ai faites prendre à plusieurs personnes pendant plus de six mois consécutivement, à la dose, chaque jour, d'une pinte, quelquefois une plus grande quantité ; qui ne doivent la bonne santé dont elles jouissent, qu'à leur opiniâtreté, guidée par la confiance qu'elles avoient établie dans l'usage de ces eaux.

§ 113. Quelquefois aussi je les fais suspendre pendant quelques jours, & prendre dans l'intervalle quelques apozemes fondants & laxatifs, & j'obtiens de cette maniere, des guérisons que l'on n'auroit osé se promettre.

§. 114. Quoique les précautions que j'indique ne soient absolument nécessaires, que pour les personnes attaquées d'obstructions invétérées & douloureuses des glandes des visceres, il est toujours prudent, pour toutes celles à qui ces eaux ſont conſeillées, de les employer. Elles conſiſtent en un uſage, plus, ou, moins, continué des apéritifs, doux, choiſis dans le regne végétal, auxquels on peut ajoûter, de tems en tems, ſuivant l'avis de ſon Médecin, une doſe de quelques-uns des ſels cathartiques, ou de tout autre, ſuivant l'exigence des cas; les bains domeſtiques, le petit lait, les bouillons & apozemes rafraichiſſants & apéritifs, ſont des remedes très-efficaces pour faciliter l'action de ces eaux.

§. 115. On peut voir chaque année à Vals, des malades, ceux ſurtout attaqués d'obſtructions invétérées, ou d'embarras conſidérables dans les reins, à qui les jambes deviennent Édemato-éryſipelateuſes, dès les premiers jours qu'ils font uſage de ces eaux, pour avoir négligé ces préalables: accident qui ne ſurvient jamais à ceux qui s'y ſont préparés. Je n'ai cependant jamais obſervé que ces engorgements euſſent des ſuites fâcheuſes; & ils ſont diſſippés, pour l'ordinaire, dès que les eaux commencent à bien percer.

§. 116. Il eſt toujours prudent de ſe purger le premier jour que l'on prend les eaux, quoiqu'on aie employé les Remedes préparatoires ci-deſſus. Ceux à qui celles de la Dominique ſont indiquées, ne ſont point dans ce cas; leur action n'ayant point beſoin d'être aidée. Je préfére les ſels à tous les autres purgatifs, & je ne conſeille de ſe ſervir de la Manne, ou de quelque Sirop cathatartique, que pour les perſonnes d'un tempérament trop facile à irriter, & chez qui l'on craint d'occaſionner une inflammation. Je n'emploie cette derniere eſpece de Remede, que dans un cas de néceſſité abſolue. L'expérience m'ayant démontré qu'ils languiſſent trop ſur l'eſtomac, dans les malades à qui ce viſcere eſt foible, & qu'alors les eaux ne paſſent pas. La Manne eſt cependant le ſeul purgatif que je preſcrive dans les maladies des reins, avant de faire uſage des eaux de la Marie, qu'on ne doit jamais prendre ſans ſe purger auparavant.

§. 117. On doit toujours commencer par une petite doſe; quatre à cinq verrées suffisent les premiers jours. On peut augmenter insensiblement, à mesure que l'on s'apperçoit de leurs bons effets, jusqu'à douze, ou quinze, au plus; en mettant toujours une intervalle d'un quart d'heure entre chaque verrée. On ne voit gueres les personnes qui se conduisent de cette maniere, tomber dans cette espece d'ivresse à laquelle sont très-sujets les malades qui croient ne pouvoir assez s'en gorger, ou qui les boivent par prises, qui sont de quatre verrées qu'on avale de suite. C'est à cette trop grande quantité qu'on doit attribuer ce trouble qu'elles occasionnent au systême nerveux, qui procure ce penchant au sommeil, dont ils ne peuvent se garantir qu'avec peine.

§. 118. Je suis dans l'usage de faire prendre chaque soir, un Bain à la Riviere, ou domestique, aux personnes d'un tempéramment ardent & bilieux, faciles à être irritées; à celles sujettes aux vapeurs hypocondriaques & hystériques, sur-tout, lorsqu'elles commencent à éprouver des fourmillements sur la peau, & principalement dans les extrêmités. Les fibres ſont plus ſouples & relâchées, par ce moyen, & le lendemain les malades ne ſont point, ou bien peu tourmentés de ces maux de tête violents : alors l'action des eaux ſur les houppes nerveuſes eſt bien moindre, & elles excitent des oſcillations beaucoup moins vives & moins troublées ſur les nerfs.

§. 119. Je ne ſaurois approuver la méthode de ceux qui conſeillent à leurs malades de mettre ces eaux au bain Marie avant de les prendre. Elles ne doivent de cette maniere opérer aucun effet ; la grande quantité de fluide Éthéré-minéral qu'elles contiennent, & que l'on a vu ſe dégager par la ſeule agitation, doit ſe diſſiper; les principes minéraux que ce fluide tenoit en ſuſpens, ſe précipitent, & leur qualité ne doit pas différer de celle des eaux ordinaires. C'eſt une épreuve que l'on peut faire journellement ſur les lieux, en examinant les bouteilles que les Buveurs mettent au ſoleil ; l'eau qu'elles contiennent devient laiteuſe, & leur ſaveur gaſeuſe diminue à raiſon du tems qu'elles y restent exposées.

§. 120. Le régime que doivent observer les personnes qui prennent les eaux sur les lieux, ou transportées chez-elles, quoique peu rigoureux, doit cependant consister dans le choix des aliments de plus facile digestion, peu capables de languir sur l'estomac, & de le surcharger, tels que la viande de Boucherie bouillie, ou rotie, le Veau, l'Agneau, la Volaille, & le Poisson. Elles doivent s'abstenir des Pâtisseries, de tous Mets salés, Épicés & cruds, des boissons échauffantes, telles que le Caffé, Chocolat & Liqueurs spiritueuses; & éviter pendant tout ce tems, & même quelques jours après, de s'exposer à la trop grande chaleur, à la pluie, & sur-tout aux rosées du matin & du soir.

§. 121. L'exercice de la promenade leur est fort avantageux, & ils doivent chercher tous les moyens qui peuvent les égayer & dissipper, afin de ne point succomber au penchant au sommeil, auquel on ne pourroit autrement résister, sur-tout avant & après le dîner. On trouve facilement à ſe procurer tous ces avantages ſur les lieux. Ce Bourg eſt bien bâti & bien habité, les Promenades y ſont riantes, & dans une poſition fort agréable; elles longent pendant plus d'un mille la Riviere, & ſont bordées d'arbres qui garantiſſent de l'ardeur du Soleil. Les aliments y ſont excellents, ſur-tout le Mouton, & les Truites qui y ſont très-communes; & on y trouve à un aſſez bas prix, tout ce qui eſt néceſſaire à la vie.

§. 122. La Saiſon la plus favorable pour prendre ces eaux ſur les lieux, eſt depuis le commencement du mois de Juin, juſqu'à la fin de Septembre. Pendant tout ce tems, & ſur-tout les premiers jours du mois d'Août, on y voit un concours conſidérable d'Étrangers, & il y a très-bonne Compagnie. Il n'y a point de Saiſon affectée pour les perſonnes qui veulent uſer de celles qui ont été tranſportées; le beſoin du malade doit décider, & elles agiſſent parfaitement bien dans tous les tems; pourvû qu'on obſerve les précautions néceſſaires, rélativement aux diverſes intempéries des saisons, qu'il seroit trop long de détailler, & que la prudence du Médecin doit indiquer.

§. 123. Il est bien rare que je conseille aux malades de se purger le dernier jour qu'ils ont pris les eaux, à moins qu'un cas pressant ne l'exige. On doit toujours attendre de le faire quelques jours après être arrivé chez soi. Il est prudent de ne partir qu'un, ou deux jours après les avoir prises, de s'en retourner à petites journées, & de saisir en voyageant les momens où les chaleurs sont moins fortes.

§. 124. Les Eaux de toutes les Sources minérales de Vals, ne varient point ; elles sont également abondantes dans toutes les Saisons. Je les ai examinées pendant les plus grandes sécheresses, dans les tems pluvieux, & je les ai toujours trouvées les mêmes, sans augmentation, ou diminution sensible. Les personnes dont l'état de maladie, ou leur trop grand éloignement ne leur permettent pas de les prendre sur les lieux, doivent les envoyer chercher avec confiance. Elles peuvent toutes être tranſportées, & ne perdent leurs vertus, qu'autant qu'elles ont été mal bouchées, ou qu'on n'a point apporté toutes les précautions requiſes, pour empêcher que le fluide Éthéré-minéral ne ſe dégage. Si quelquefois elles ont été trouvées corrompues, ou ſi on a pu obſerver quelque diminution dans leur ſaveur gaſeuſe, ou dans leurs effets, ce qui peut bien arriver, ſur-tout dans le tranſport des eaux de la Marie, dont les merveilleuſes propriétés ſont établies dans l'union de ſa très-grande quantité de ce fluide, avec l'Alkali-minéral; on doit n'en attribuer la faute qu'à ceux qui les ont puiſées, qui n'ont pas toujours attention de vuider les Baſſins, avant de remplir les bouteilles, ou qui les laiſſent enſuite trop long-tems débouchées, pour éviter qu'elles ne caſſent; & donnent par ce moyen, le tems à ce fluide de s'évaporer. Alors elles ſont ſuſceptibles de ſe corrompre, ce qui ne peut arriver, lorſqu'elles ſont intimément combinées avec leur Gas, ſelon les Obſervations d'Hoffman.

Qu'elle confiance peut-on avoir, par conséquent, en celles qui sont transportées dans des Barils, ou des Outres. On avertit qu'à l'avénir on n'en distribuera plus de cette maniere.

§. 125. Monsieur le Marquis de VOGUÉ, convaincu de la véritable cause du défaut d'effet qu'on peut avoir trouvé en quelques bouteilles des eaux de Vals transportées ; voulant faciliter les personnes qui ne peuvent les prendre sur les lieux, & leur procurer des secours aussi salutaires, se propose d'établir une Fabrique de Bouteilles de Grés, qui pourront sans crainte d'aucun inconvénient, être bouchées immédiatement après avoir été puisées, & parvenir quelque part qu'elles seront demandées, aussi bonnes qu'à leur Source.

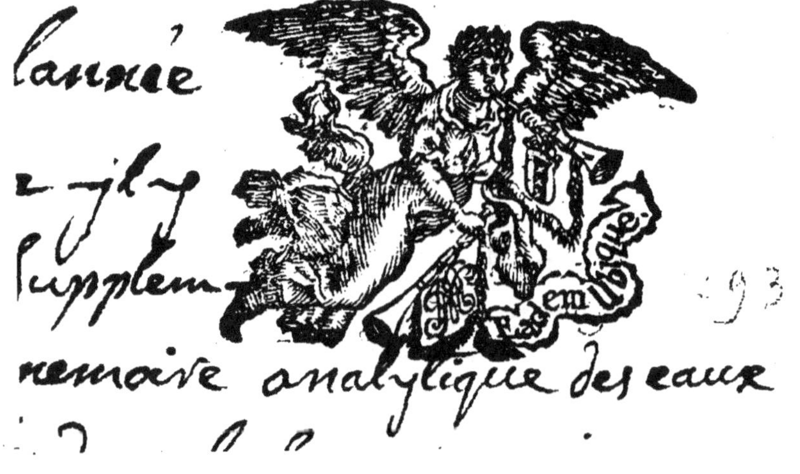

www.ingramcontent.com/pod-product-compliance
Lightning Source LLC
LaVergne TN
LVHW020041170826
845678LV00001B/367